Copyright Viken Karaohanessian - Tout droits réservés. Toute reproduction ou copie sans notre autorisation peut faire l'objet de poursuite judiciaire.

Toute représentation ou reproduction intégrale ou partielle faite sans le consentement de l'auteur ou de ses ayants droit ou ayants cause est illicite. Il en est de même pour la traduction, l'adaptation ou la transformation, l'arrangement ou la reproduction par un art ou un procédé quelconque. (Art. L. 122-4)

SOMMAIRE

- **INTRODUCTION À LA SÉDUCTION**

- **CHAPITRE 1 :** La Confiance en Soi

- **CHAPITRE 2 :** Le Charisme

- **CHAPITRE 3 :** Le Savoir-Faire

- **CHAPITRE 4 :** Les techniques de Séduction

- **CHAPITRE 5 :** Les Erreurs à Éviter

- **CONCLUSION**

INTRODUCTION

La séduction est un art aussi ancien que l'humanité elle-même. Cependant, elle est souvent mal comprise, entourée de mythes et de malentendus qui peuvent obscurcir sa véritable nature. Certains pensent que la séduction est l'apanage des beaux, des riches ou des puissants. D'autres la voient comme une forme de manipulation ou de tromperie. Ces idées fausses ne pourraient pas être plus éloignées de la vérité.

La séduction, dans son essence la plus pure, est l'art d'attirer. Elle ne dépend pas de l'apparence physique, de la richesse ou du pouvoir, mais de la capacité à établir une connexion authentique avec une autre personne. Elle ne consiste pas à manipuler, mais à séduire, à attirer l'attention et l'intérêt de l'autre de manière respectueuse et mutuellement agréable.

Au fil du temps, la séduction a évolué et a été influencée par les changements culturels et sociaux. Dans l'Antiquité, par exemple, la séduction était souvent liée à la poésie et à la musique. Les troubadours médiévaux séduisaient avec leurs chansons d'amour, tandis que dans la cour de Louis XIV, la séduction était un jeu complexe de manœuvres sociales et de flatteries.

Aujourd'hui, dans notre monde de plus en plus numérique, la séduction a pris de nouvelles formes, avec des applications de rencontres et des réseaux sociaux jouant un rôle majeur.

La séduction peut prendre de nombreuses formes. Il y a la séduction romantique, où l'objectif est d'attirer un partenaire potentiel. Mais il y a aussi la séduction sociale, où l'objectif est d'attirer et d'engager les gens en général. Dans les deux cas, la séduction est une compétence qui peut être utilisée de manière positive et respectueuse.

Dans les chapitres suivants de ce livre, nous allons explorer en détail comment vous pouvez développer votre confiance en vous, votre charisme et votre savoir-faire pour devenir un maître de la séduction. Nous allons vous montrer comment vous pouvez utiliser ces compétences pour attirer les autres, que ce soit dans un contexte romantique ou social.

Nous allons également discuter des erreurs courantes en matière de séduction et comment les éviter, ainsi que des techniques de séduction efficaces que vous pouvez commencer à utiliser dès aujourd'hui. Alors, préparez-vous pour un voyage passionnant dans le monde de la séduction.

CHAPITRE 1 :
LA CONFIANCE EN SOI

La confiance en soi est souvent citée comme l'un des traits les plus attrayants qu'une personne peut posséder. Elle est l'éclat qui attire les autres vers vous, l'étincelle qui fait briller votre personnalité. Mais qu'est-ce que la confiance en soi, exactement ? Et comment pouvez-vous la développer ?

La confiance en soi, c'est croire en ses propres capacités. C'est savoir que vous avez de la valeur et que vous méritez d'être respecté. C'est être à l'aise avec qui vous êtes, avec vos forces et vos faiblesses. C'est avoir le courage de prendre des risques, de faire face à de nouveaux défis et de vous exprimer authentiquement.

Développer la confiance en soi n'est pas toujours facile. Elle peut être ébranlée par des échecs, des rejets ou des critiques. Elle peut être minée par des pensées négatives ou des peurs. Mais la bonne nouvelle, c'est que la confiance en soi peut être renforcée. Voici quelques stratégies pour y parvenir :

Auto-affirmation : L'auto-affirmation consiste à se rappeler de ses qualités et de ses réussites. Cela peut aider à renforcer votre confiance en vous. Prenez le temps chaque jour de réfléchir à ce que vous avez accompli et à ce qui vous rend unique et précieux.

Fixer et atteindre des objectifs : Fixer des objectifs réalistes et travailler pour les atteindre peut renforcer votre confiance en vous.

Chaque objectif atteint est une preuve de votre compétence et de votre efficacité.

Prendre soin de soi : La confiance en soi est également liée à l'estime de soi. Prendre soin de votre santé physique et mentale peut vous aider à vous sentir mieux dans votre peau et à renforcer votre confiance en vous.

Pratiquer l'assertivité : L'assertivité est la capacité à exprimer vos pensées, vos sentiments et vos besoins de manière respectueuse. Elle peut vous aider à vous sentir plus en contrôle et à renforcer votre confiance en vous.

Apprendre de l'échec : L'échec est une partie inévitable de la vie. Au lieu de le voir comme une preuve de votre incompétence, voyez-le comme une opportunité d'apprendre et de grandir.

La confiance en soi est une compétence essentielle pour la séduction. Elle vous permet de vous présenter au monde avec assurance, d'attirer les autres avec votre énergie positive et de créer des connexions authentiques. Dans le prochain chapitre, nous allons explorer une autre compétence essentielle pour la séduction : **le charisme.**

CHAPITRE 2 :
LE CHARISME

Le charisme. C'est ce qui fait qu'une personne se démarque dans une pièce bondée. C'est ce qui fait qu'une personne est mémorable, captivante et attirante. Mais qu'est-ce que le charisme, exactement ? Et comment pouvez-vous le développer ?

Le charisme est une combinaison de confiance en soi, de présence et de chaleur personnelle. C'est la capacité d'attirer les autres non seulement par ce que vous faites ou dites, mais par qui vous êtes. C'est la capacité de faire sentir les autres importants, écoutés et appréciés.

Développer le charisme n'est pas toujours facile. Il ne s'agit pas de prétendre être quelqu'un que vous n'êtes pas, mais de mettre en valeur votre véritable personnalité. Voici quelques stratégies pour y parvenir :

Présence : La présence est la capacité d'être pleinement présent et engagé dans l'instant présent. Cela signifie écouter attentivement, faire preuve d'empathie et montrer un véritable intérêt pour les autres.

Expression émotionnelle : Les personnes charismatiques sont capables d'exprimer leurs émotions de manière authentique et contagieuse. Elles sont capables de partager leur enthousiasme, leur passion et leur joie avec les autres.

Influence : Le charisme implique également la capacité d'influencer les autres. Cela ne signifie pas manipuler ou contrôler, mais inspirer et motiver. Les personnes charismatiques sont souvent de bons leaders parce qu'elles peuvent rallier les autres à leur cause.

Authenticité : L'authenticité est une partie essentielle du charisme. Cela signifie être vrai, être soi-même. Les personnes charismatiques ne prétendent pas être parfaites, elles sont simplement elles-mêmes, avec leurs forces et leurs faiblesses.

Le charisme est une compétence essentielle pour la séduction. Il vous permet d'attirer les autres non seulement par votre apparence ou vos compétences, mais par votre personnalité et votre énergie. Dans le prochain chapitre, nous allons explorer une autre compétence essentielle pour la séduction : **le savoir-faire.**

CHAPITRE 3 :
LE SAVOIR-FAIRE

Le savoir-faire. C'est la capacité de naviguer avec aisance et assurance dans n'importe quelle situation sociale. C'est la capacité de comprendre et de respecter les normes sociales, de lire et de répondre aux signaux sociaux, et de créer des connexions significatives avec les autres. Mais comment développer ce savoir-faire ? Et comment cela peut-il vous aider à devenir plus séduisant ?

Le savoir-faire commence par la compréhension et le respect des normes sociales. Cela signifie comprendre les règles non écrites qui régissent les interactions sociales, comme la politesse, l'étiquette et les attentes culturelles. Par exemple, savoir quand et comment faire des compliments, comment maintenir une conversation intéressante, ou comment réagir de manière appropriée à différentes situations sociales.

Le savoir-faire implique également la capacité de lire et de répondre aux signaux sociaux. Cela signifie être capable de comprendre le langage corporel, le ton de la voix, et les expressions faciales des autres, et de répondre de manière appropriée. Par exemple, si quelqu'un semble mal à l'aise, une personne ayant du savoir-faire pourrait changer de sujet ou faire quelque chose pour alléger l'atmosphère.

Enfin, le savoir-faire implique la capacité de créer des connexions significatives avec les autres. Cela signifie être capable de se montrer empathique, de montrer un véritable intérêt pour les autres, et de créer un sentiment de confiance et de respect mutuel.

Pour illustrer cela, prenons l'exemple de James Bond, le célèbre espion de fiction. Bond est souvent cité comme un exemple de savoir-faire. Qu'il soit en train de négocier avec un méchant, de séduire une belle femme, ou de se sortir d'une situation délicate, Bond semble toujours savoir exactement quoi dire et quoi faire. Il comprend et respecte les normes sociales, il lit et répond aux signaux sociaux, et il crée des connexions significatives avec les autres. Et bien que nous ne soyons pas tous des espions internationaux, nous pouvons tous apprendre de l'exemple de Bond.

Dans le prochain chapitre, nous allons explorer différentes techniques de séduction que vous pouvez utiliser pour attirer les autres. Ces techniques incluent la communication non verbale, l'art de la conversation, et plus encore.

CHAPITRE 4 :
LES TECHNIQUES DE SÉDUCTION

La séduction est un art, et comme tout art, elle nécessite une certaine technique. Dans ce chapitre, nous allons explorer différentes techniques de séduction que vous pouvez utiliser pour attirer les autres. Ces techniques incluent la communication non verbale, l'art de la conversation, et plus encore.

Communication non verbale : La communication non verbale est une partie essentielle de la séduction. Cela inclut le langage corporel, le contact visuel, et le ton de la voix. Par exemple, un sourire chaleureux et un contact visuel direct peuvent montrer que vous êtes amical et intéressé. De même, une posture ouverte et détendue peut montrer que vous êtes confiant et à l'aise.

L'art de la conversation : Une bonne conversation est une autre technique de séduction clé. Cela signifie être capable de poser des questions intéressantes, d'écouter attentivement, et de partager des histoires et des idées de manière engageante. Par exemple, au lieu de simplement demander à quelqu'un ce qu'il fait dans la vie, vous pourriez demander comment il est arrivé à faire ce qu'il fait, ou ce qu'il aime le plus dans son travail.

Le toucher : Le toucher peut être une technique de séduction puissante, lorsqu'il est utilisé de manière appropriée et respectueuse.

Cela pourrait être aussi simple qu'une légère touche sur le bras pour souligner un point, ou un câlin chaleureux pour dire bonjour ou au revoir.

L'humour : L'humour est une autre technique de séduction efficace. Il peut aider à briser la glace, à alléger l'atmosphère, et à créer un sentiment de complicité. Cependant, il est important de faire preuve de sensibilité et de respecter les limites de l'autre personne.

L'insolence et l'audace peuvent être des traits très attrayants lorsqu'ils sont utilisés correctement. Ils peuvent ajouter une touche d'excitation et d'intrigue à la séduction. Cependant, il est important de les utiliser avec discernement et respect. Voici comment vous pourriez incorporer ces traits dans votre technique de séduction :

L'insolence : L'insolence, lorsqu'elle est utilisée de manière ludique et respectueuse, peut être très séduisante. Elle peut montrer que vous avez de l'esprit et que vous n'avez pas peur de défier un peu les normes sociales. Par exemple, vous pourriez taquiner légèrement quelqu'un sur quelque chose qu'il a dit ou fait, tant que cela reste amical et que vous êtes attentif à sa réaction.

L'audace : L'audace est la volonté de prendre des risques et de sortir de votre zone de confort.

Cela peut être très attrayant, car cela montre que vous avez de la confiance en vous et que vous êtes prêt à prendre des initiatives. Par exemple, vous pourriez faire le premier pas et inviter quelqu'un à sortir, ou proposer une activité inhabituelle ou aventureuse pour un rendez-vous.

Pour illustrer ces techniques, prenons l'exemple de George Clooney. Clooney est souvent cité comme un exemple de séducteur. Il est connu pour son sourire charmeur, son sens de l'humour, et sa capacité à mettre les gens à l'aise. Il utilise la communication non verbale, l'art de la conversation, le toucher, l'humour, et la surprise et la spontanéité pour attirer et engager les autres.

Dans le prochain chapitre, nous allons explorer les erreurs courantes que les hommes font lorsqu'ils essaient de séduire quelqu'un et comment vous pouvez les éviter.

CHAPITRE 5 :
LES ERREURS À EVITER

La séduction, comme tout autre art, est un processus d'apprentissage. Et comme tout processus d'apprentissage, il est inévitable de faire des erreurs en cours de route. Cependant, certaines erreurs sont plus courantes que d'autres et peuvent être évitées avec un peu de connaissance et de préparation. Dans ce chapitre, nous allons explorer les erreurs courantes que les hommes font lorsqu'ils essaient de séduire quelqu'un et comment vous pouvez les éviter.

Être trop insistant : L'une des erreurs les plus courantes que les hommes font est d'être trop insistant. Cela peut prendre la forme de messages trop fréquents, de demandes de rendez-vous répétées ou de tentatives pour accélérer la relation trop rapidement. Cela peut être intimidant et inconfortable pour l'autre personne. Il est important de respecter l'espace et le rythme de l'autre personne.

Ne pas écouter : Une autre erreur courante est de ne pas écouter ou de ne pas prêter attention à ce que l'autre personne dit. Cela peut donner l'impression que vous n'êtes pas vraiment intéressé par elle, mais seulement par ce que vous voulez. Il est important de montrer un véritable intérêt pour l'autre personne et de valoriser ses pensées et ses sentiments.

Manquer de confiance en soi : Un manque de confiance en soi peut également être un obstacle à la séduction.

Cela peut vous rendre nerveux, hésitant ou même désespéré, ce qui peut être un frein pour l'autre personne. Il est important de travailler sur votre confiance en vous et de croire en votre valeur.

Être trop centré sur soi : Être trop centré sur soi est une autre erreur courante. Cela peut donner l'impression que vous êtes égoïste ou narcissique, ce qui peut être un frein pour l'autre personne. Il est important de montrer de l'empathie et de l'intérêt pour l'autre personne.

Manquer de respect : Le manque de respect est une erreur grave et inacceptable. Cela peut prendre la forme de commentaires dégradants, de comportements agressifs ou de non-respect des limites de l'autre personne. Il est essentiel de toujours traiter l'autre personne avec respect et dignité.

Pour illustrer ces erreurs, prenons l'exemple de Steve, un homme qui a du mal à séduire. Steve est souvent trop insistant, envoie trop de messages à la femme qu'il essaie de séduire et essaie d'accélérer la relation trop rapidement. Il ne prête pas attention à ce qu'elle dit et semble manquer de confiance en lui. Il parle beaucoup de lui-même et ne montre pas beaucoup de respect pour elle. En évitant ces erreurs, Steve pourrait améliorer considérablement ses chances de succès en séduction.

Dans le prochain chapitre, nous allons explorer comment vous pouvez mettre en pratique les techniques de séduction que vous avez apprises et comment vous pouvez continuer à améliorer vos compétences en séduction.

CONCLUSION

Nous voici arrivés à la fin de notre voyage à travers l'art de la séduction. Nous avons exploré les fondements de la séduction, déconstruit les mythes et les malentendus qui l'entourent, et dévoilé les compétences clés nécessaires pour devenir un maître de la séduction.

Nous avons découvert que la confiance en soi est l'arme secrète de tout séducteur, un éclat qui attire les autres vers vous. Nous avons appris que le charisme est une qualité qui peut attirer les gens vers vous, une combinaison de confiance en soi, de présence et de chaleur personnelle. Nous avons également exploré le savoir-faire, la capacité de naviguer avec succès dans les situations sociales.

Nous avons détaillé diverses techniques de séduction, de la communication non verbale à l'art de la conversation, en passant par le toucher, l'humour, la surprise et la spontanéité. Nous avons également souligné l'importance de l'insolence et de l'audace, lorsqu'elles sont utilisées correctement.

Nous avons également discuté des erreurs courantes que les hommes font lorsqu'ils essaient de séduire quelqu'un, comme être trop insistant, ne pas écouter, manquer de confiance en soi, être trop centré sur soi et manquer de respect.

La séduction n'est pas une compétence réservée à quelques élus, mais une compétence que tout le monde peut apprendre et maîtriser. Avec de la pratique, de la patience et de la persévérance, vous pouvez développer votre confiance en vous, votre charisme et votre savoir-faire pour devenir un maître de la séduction.

N'oubliez pas que la séduction doit toujours être basée sur le respect mutuel et le consentement. Et surtout, n'oubliez pas de vous amuser. La séduction n'est pas seulement une question d'attirer les autres, mais aussi de profiter de la vie et de créer des connexions significatives avec les autres.
Merci d'avoir entrepris ce voyage avec nous. Nous espérons que vous avez trouvé ce guide utile et inspirant. Bonne chance dans votre voyage de séduction !

Viken

Printed in France by Amazon
Brétigny-sur-Orge, FR

14002974R00016